Kéti Bongabouna

Devenir de patients alcoolodépendants après sevrage hospitalier

Kéti Bongabouna

Devenir de patients alcoolodépendants après sevrage hospitalier

Hospitalisation en unité spécialisée d'alcoologie

Presses Académiques Francophones

Mentions légales / Imprint (applicable pour l'Allemagne seulement / only for Germany)
Information bibliographique publiée par la Deutsche Nationalbibliothek: La Deutsche Nationalbibliothek inscrit cette publication à la Deutsche Nationalbibliografie; des données bibliographiques détaillées sont disponibles sur internet à l'adresse http://dnb.d-nb.de.

Photo de la couverture: www.ingimage.com

Editeur: Presses Académiques Francophones est une marque déposée de
Südwestdeutscher Verlag für Hochschulschriften GmbH & Co. KG
Heinrich-Böcking-Str. 6-8, 66121 Sarrebruck, Allemagne
Téléphone +49 681 37 20 271-1, Fax +49 681 37 20 271-0
Email: info@presses-academiques.com

Produit en Allemagne:
Schaltungsdienst Lange o.H.G., Berlin
Books on Demand GmbH, Norderstedt
Reha GmbH, Saarbrücken
Amazon Distribution GmbH, Leipzig
ISBN: 978-3-8381-7091-6

Imprint (only for USA, GB)

Bibliographic information published by the Deutsche Nationalbibliothek: The Deutsche Nationalbibliothek lists this publication in the Deutsche Nationalbibliografie; detailed bibliographic data are available in the Internet at http://dnb.d-nb.de.

Cover image: www.ingimage.com

Publisher: Presses Académiques Francophones is an imprint of the publishing house
Südwestdeutscher Verlag für Hochschulschriften GmbH & Co. KG
Heinrich-Böcking-Str. 6-8, 66121 Saarbrücken, Germany
Phone +49 681 37 20 271-1, Fax +49 681 37 20 271-0
Email: info@presses-academiques.com

Printed in the U.S.A.
Printed in the U.K. by (see last page)
ISBN: 978-3-8381-7091-6

UNIVERSITE RENE DESCARTES
(PARIS 5)

Faculté de médecine PARIS 5

ANNEE 2005   N°

THESE

pour le

DOCTORAT EN MEDECINE

DIPLOME D'ETAT

PAR

Melle Bonga Bouna Kéti

Née le 20 octobre 1975 à Léningrad

Présentée et soutenue publiquement le 20 septembre 2005

TITRE :
Devenir médical et socioprofessionnel d'une population de 425 patients alcoolodépendants après sevrage en unité hospitalière spécialisée.

Président de Thèse : Monsieur le Professeur Dally
Directeur de thèse : Docteur Allanic

1

Remerciements

Je remercie :

Ma famille pour son éternel présence et soutien.

Aurélien et sa toute sa famille pour tout ce qu'ils ont pu m'apporter

Christophe qui m'a accompagné et encouragé pour accomplir ce travail.

Samia, Sarah et Elisabeth pour leur amitié

Enfin mon jury dont chaque membre a contribué de façon importante à ma formation de médecin.

Table des matières :

4

I. Introduction

L'abus d'alcool et l'alcoolodépendance sont des problèmes majeurs de santé publique en France. Les données issues de l'expertise INSERM de 1999 « Alcool dommages sociaux et dépendance » indiquent que 5 millions de français connaissent des problèmes médicaux et des difficultés psychologiques ou sociales liés à la consommation d'alcool. Bien que la consommation globale d'alcool pur par an et par habitant ait diminué de 40 % environ en passant de 18 litres en 1960 à 11 litres en 1999, la France reste en tête des pays européens pour la mortalité masculine prématurée liée à l'alcool et les coûts médicaux directes de l'alcoolisme représentent toujours une part importante des dépenses de santé (ils étaient estimés à 2.4 milliards d'euros en France en 1996).

Des données issues d'enquêtes nationales américaines indiquent que 15% des consommateurs d'alcool présenteraient un symptôme de dépendance. Le Baromètre Santé rapporte que 8.6% des 12-75 ans sont ou ont été à risque de consommation excessive d'alcool, ce qui concernerait 13,3% des hommes et 4% des femmes.

Les modèles prédictifs définis dans l'expertise INSERM mettent en évidence trois facteurs de risque de consommation excessive d'alcool : le niveau de recherche de sensations, l âge de la première consommation d'alcool et la résistance aux effets de l'alcool.

Parmi les sujets dépendants à l'alcool, 44% ont un apparenté du 1er degré dépendant à une substance psycho-active et il s'agit de l'alcool dans 80% des cas.

Moins de 20% des personnes présentant une dépendance à l'alcool consultent un professionnel et la première démarche thérapeutique survient sur une période de 10 ans en moyenne après les premiers symptômes.

Les études relatives à l'insertion socioprofessionnelle de patients dépendants à l'alcool en demande de sevrage et les études appréciant l'évolution de ces paramètres à distance du sevrage sont peu nombreuses à notre connaissance.

L' objectif de notre étude a donc été une description qualitative et quantitative de notre population et une analyse comparée à un an entre nos deux groupes différenciés par leur réponse au sevrage à un an afin d'identifier d'éventuels facteurs significativement associés à la réussite durable du sevrage et de mettre en évidence d'éventuelles différences dans l'évolution familiale et socioprofessionnelle.

La population de notre étude, composée de tous les patients hospitalisés pour la première fois dans l'unité d'alcoologie d'un service de médecine interne sur une période de 3 ans (entre le 1er janvier 1997 et le 31 décembre 1999) a été décrite à partir du recueil de variables sociales, médicales et professionnelles à l'admission et un an après dans le cadre du suivi ambulatoire.

La ventilation comparée des variables à un an entre les deux groupes de patients a permis l'identification de facteurs significativement associés à la réponse au sevrage.

La situation familiale, sociale et professionnelle définie pour notre population totale et pour chacun des groupes à un an a aussi permis de mesurer l'influence du sevrage et la durabilité de celui ci sur ces trois paramètres.

7

II. Patients et méthodes

A. Définition de la population

La population étudiée est composée de 425 patients hospitalisés une première fois entre le 1er janvier 1997 et le 31 décembre 1999 dans l'unité d'alcoologie d'un service de médecine interne, pour la prise en charge thérapeutique d'une dépendance à l'alcool.

B. Modalité de prise en charge des patients dans le service

Cette étude a été réalisée dans l'unité d'alcoologie d'un service de médecine interne comportant 24 lits.

Avant l'admission, chaque patient bénéficie d'une consultation d'alcoologie par un médecin référent du service afin de poser les modalités du sevrage (ambulatoire ou hospitalier).

Pendant la période d'hospitalisation (durée moyenne de 7 à 10 jours), le médecin alcoologue référent assure par des entretiens quotidiens le suivi médical individualisé des patients. La prévention du syndrome de sevrage comprend des mesures médicales, hydratation et vitaminothérapie associées à un traitement par benzodiazépines avec diminution progressive des doses guidée par la surveillance clinique et electroencéphalographique. Une consultation ORL spécialisée, un bilan biologique complet (hépatique, pancréatique) et d'imagerie de référence (échographie abdominale) sont proposés lors de l'admission dans le cadre du dépistage des pathologies liées à la consommation nocive d'alcool. De nombreuses activités sont également proposées au patient dans l'optique de redécouverte de l'image du corps (relaxation, prise de conscience du corps), du réapprentissage de l'utilisation des fonctions sensorielles (olfactives, atelier senteur ; gustatives, cuisine thérapeutique), et pour l'aide à verbaliser et à prendre de la distance par rapport à la problématique de l'alcool (analyse transactionnelle, films débats, réunion avec d'anciens patients). Afin de préparer le suivi ambulatoire, en fin d'hospitalisation et avec l'accord du patient un rendez en centre de consultation avec le médecin alcoologue référent est prévu. Le rythme de suivi est décidé ultérieurement par le médecin alcoologue.

C. Données recueillies

Pour les 425 patients de l'étude, les informations recueillies à la date d'hospitalisation dans le service à partir du dossier médical de chaque patient sont les suivantes :

a) Des données sociodémographiques :

- L'âge.
- Le sexe.
- La nationalité.
- La situation familiale.
- Les conditions de logement.
- Le niveau de protection sociale.

b) Des données médicales concernant :

- La dépendance à l'alcool :
  - L'histoire de l'alcoolisation :
  Les antécédents familiaux de dépendance à l'alcool.
  Les antécédents de sevrages antérieurs.

9

Les repères chronologiques : l'âge de la première prise d'alcool, l'âge de la première prise de conscience de la dépendance à l'alcool et l'âge de la première consultation en structure spécialisée.

Les modalités d'alcoolisation :le volume quotidien d'alcool consommé, le rythme de consommation, le moment de la première prise d'alcool dans la journée et le lieu préférentiel de l'alcoolisation.

❑ La modalité du sevrage et de la prise en charge thérapeutique pour les patients de l'étude :

Les modalités d'admission dans le service.

Le traitement médicamenteux à l'entrée pris par le patient lors de son admission.

Le niveau de participation aux activités proposées dans le service.

Le traitement médicamenteux de sortie.

L'orientation du patient à la sortie

- Les complications somatiques.
- Les conduites addictives en distinguant celles antérieures à l'hospitalisation de celles présentes à la date d'admission dans le service.

c) Des données professionnelles :
- La situation professionnelle.
- Les ressources financières.

D. Mode de recueil des données

Le recueil de l'information est issu du dossier médical de chaque patient dans lequel sont notées les données relatives aux antécédents médico-sociaux, à l'hospitalisation et au suivi ambulatoire après l'hospitalisation pour sevrage.

E. Analyse statistique

a) Différenciation de deux groupes

Deux groupes différenciés par leur réponse au sevrage à un an sont issus de la population totale : un premier groupe est composé des 89 patients abstinents ou rapportant une consommation modérée d'alcool (moins de 3 verres par jour pour un homme et 2 verres par jour pour une femme) sans symptôme de dépendance associé 12 mois après le sevrage ; un second groupe des 296 patients présentant de nouveau une consommation pathologique d'alcool un an après l'hospitalisation. Pour 40 patients de l'étude, le suivi ambulatoire n'a pas été notifié dans le dossier médical, l'étude à 12 mois porte donc sur 385 patients.

b) Il est établit une comparaison entre :

La population étudiée à la date de la prise en charge thérapeutique et 12 mois plus tard.

Les deux groupes différenciés au douzième mois en fonction de leur réponse à la prise en charge thérapeutique (maintien de l'abstinence ; ou reprise d'une consommation d'alcool pathologique) également au moment du sevrage et douze mois plus tard. Les données à notre disposition dans les dossiers médicaux ne permettent pas de quantifier en fréquence et en volume l'alcool consommé par le patient lors de sa rechute.

Les paramètres de comparaison sont les suivants:

- Les caractéristiques sociodémographiques.
- Les caractéristiques médicales.
- Les caractéristiques professionnelles.

c) Calculs statistiques

Les comparaisons entre les différents paramètres précités ont été effectués par le test du Chi2 pour les variables qualitatives (ou le test de Chi2 avec correction de Yates en cas de petits effectifs) et par le test de Student pour les variables quantitatives. Un $p < 0,05$ est considéré comme significatif.

III. Présentation descriptive de la population totale à la date d'admission dans le service

A. Données sociodémographiques

- Age moyen :

  - 43,53 +/- 8,87 ans

- Sexe ratio (Histogramme 2) :

  - Hommes : 71%

  - Femmes : 29%

- Origines géographiques (Histogramme 3):

  - Europe : 82%

  - Autres : 12%

Europe	**82%**
Maghreb	7%
Asie	1%
Afrique	2%
Autre	2
Non renseigné	6%

- Situation familiale (Histogramme 4):

  ▪ Vie maritale : 33%

  ▪ Seul(e) : 66%

Célibataire	**31%**
Marié(e)	24%
Divorcé(e)	24%
Union libre	9%
Séparé(e)	7%
Veuf(ve)	4%
Non renseigné	1%

- Situation parentale (Histogramme 4bis):

  ▪ Proportion de patients avec enfants : 61%

Avec enfants	**61%**
Sans enfant	36%
Non renseigné	3%

- Conditions de logement (Histogramme 5):

- Logement indépendant et autofinancé : 74%

- Autre : 19%

Indépendant et autofinancé	**74%**
Sans domicile fixe	8%
Hébergé chez un parent	5%
Hébergé chez un tiers	3%
Foyer	2%
Personnel et financé par un tiers	1%
Non renseigné	7%

- Niveau de protection sociale (Histogramme 6):

- Proportion de patients avec protection sociale : 91%

Avec protection sociale	**91%**
Sans protection	0,2%
Non renseigné	8,8%

B. Données médicales

a) Dépendance à l'alcool

- Histoire de l'alcoolisation :

▪ Antécédent d'alcoolisme familial : 36% (Histogramme 7)

Père	23%
Fratrie	13%
Mère	8%
Autre	4%

▪ Antécédent de sevrage : 62% (Histogramme 8)

Sevrage hospitalier	36%
Sevrage ambulatoire	15%
Sevrage seul(e)	11%
Sevrage en centre spécialisé	5%

▪ Durée maximale d'abstinence antérieure à l'hospitalisation : 21,02 +/- 36,22 mois.

▪ Age moyen de la première prise d'alcool : 18,02 +/- 4,41 ans.

▪ Age moyen de la première prise de conscience de la dépendance : 33,97 +/- 9,16 ans.

▪ Age moyen de la première consultation pour problème d'alcool : 39,97 +/- 9,03 ans.

▪ Quantité moyenne d'alcool consommée par jour: 211,54 +/- 111,31 grammes par jour.

▪ Proportion de patients consommant l'alcool de façon continue : 61% (Histogramme 9)

| Consommation continue | 61% |

Consommation paroxystique	4%
Non renseigné	35%

- Moment de la première prise d'alcool dans la journée (Histogramme 10) :

Matin	**49%**
Soirée	29%
Non renseigné	22%

- Lieu préférentiel d'alcoolisation (Histogramme 11) :

Domicile	**52%**
Café	26%
Lieu de travail	17%
Non renseigné	5%

- Modalité du sevrage et de la prise en charge thérapeutique.
- Modalités d'admission dans le service : le patient lui même 88%

Autre mode d'admission 9% (Histogramme 12).

Patient lui même	**88%**
Dont médecin du travail	7%
Admission urgente	7%
Autorité judiciaire	2%
Non renseigné	3%

- Traitement psychotrope préalable à l'admission (Histogramme 13) :

Benzodiazépines	**35%**
Antidépresseurs	22%
Psychotropes autres	17%
Neuroleptiques	5%

- Niveau de participation aux activités : participation régulière 72% (Histogramme 14)

Régulière	**72%**
Irrégulière	23%
Non renseigné	5%

- Traitement psychotrope prescrit à la sortie (Histogramme 15).

Psychotropes autres	**24%**
Antidépresseurs	18%
Benzodiazépines	14%
Neuroleptiques	6%

- Orientation médicale à la sortie (Histogramme 16).

Domicile	83%
Foyer d'hébergement	
Centre de post-cure	
Maison de repos	

Service hospitalier	
Non renseigné	

b) Complications somatiques

- Proportion de patients présentant une ou des complications somatiques : 13% (Histogramme 17).

Complications somatiques graves et invalidantes :

Cirrhose alcoolique	**5%**
Polynévrite	4%
Hypertension portale	1%
Varices oesophagiennes	0,2%
Décompensation oedemato ascitique	0,2%
Cancer ORL	0,2%
Cardiomyopathie	0,2%
Syndrome de Korsakoff	0,2%

Complications somatiques modérées :

Ulcère gastroduodénale	1%
Oesophagite	1%
Hépatite alcoolique	0,2%

c) Conduites addictives

- Conduites addictives antérieures à l'hospitalisation :

- Antécédents de toxicomanie : 11% (Histogramme 18).

    • Conduites addictives à la date d'alcoolisation :

- Tabagisme :83% (Histogramme 19)
- Autres addictions associées: 7,4% (Histogramme 20)

Addictions à des substances illicites :

Codéine	2%
Héroïne	1%
Antalvic	0,2%
Cocaine	0,2%
Cannabis	1%
Crack	0%
Amphétamine	0%
Ecstasy	0%
LSD	0%

Traitement de substitution aux opiacés :

Buprénorphine	1%
Méthadone	1%

C. Données professionnelles

- Proportion de patients percevant des revenus du travail: 60% (Histogramme 21)

Revenus du travail	**60%**
Emploi stable	57%
Revenus sociaux	36%
Non renseigné	4%

IV. Présentation descriptive des deux groupes différenciés par leur réponse au sevrage à 1 an

A. Données socio-démographiques

- Age moyen
- Groupe abstinent : 44,41 +/- 8,17 ans
- Groupe non abstinent : 43,16 +/- 9,17 ans

- Sexe ratio (Histogramme 22) :
- Groupe abstinent : Hommes 69%
- Groupe non abstinent : Hommes 69%

- Origine géographique (Histogramme 23) :
- Groupe abstinent : Europe 84% / Autre 10%
- Groupe non abstinent : Europe 83% / Autre 9%

	Groupe abstinent	Groupe non abstinent
Europe	**84%**	**83%**
Maghreb	8%	5%
Asie	0%	1%
Afrique	1%	1%
Autre	1%	2%
Non renseigné	6%	8%

- Situation familiale (Histogramme 24) :

▪ Groupe abstinent : Vie maritale 37% / Seul(e) 59 %

▪ Groupe non abstinent : Vie maritale 30% / Seul(e) 66%

	Groupe abstinent	Groupe non abstinent
Célibataire	24%	**32%**
Marié(e)	**31%**	22%
Divorcé(e)	26%	24%
Union libre	6%	8%
Séparé(e)	**7%**	6%
Veuf(ve)	7%	6%
Non renseigné	2%	2%

- Situation parentale (Histogramme 24bis) :

	Groupe abstinent	Groupe non abstinent
Avec enfants	61%	62%
Sans enfants	36%	36%
Non renseigné	3%	2%

- Conditions de logement (Histogramme 25) :

- Groupe abstinent : Logement indépendant et autofinancé 79% / Autre 12 %

- Groupe non abstinent : Logement indépendant et autofinancé 72% / Autre 12 %

	Groupe abstinent	Groupe non abstinent
Indépendant autofinancé	**79%**	**72%**
Sans domicile fixe	4%	9%
Chez un parent	3%	5%
Chez un tiers	4%	2%
Foyer	1%	2%
Personnel financé par un tiers	0%	1%
Non renseigné	9%	9%

- Niveau de protection sociale (Histogramme 26) :

	Groupe abstinent	Groupe non abstinent
Protection sociale	82%	94%

Absence de protection sociale	0%	0 ,3%
Non renseigné	18%	6,7%

B. Données médicales

    a) Dépendance à l'alcool

      • Histoire de l'alcoolisation

▪ Antécédent d'alcoolisme familial (Histogramme 27) :

    Groupe abstinent 38%

    Groupe non abstinent 35%

	Groupe abstinent	Groupe non abstinent
Alcoolisme familial	**38%**	**35%**
Père	26%	23%
Fratrie	13%	13%
Mère	9%	7%
Autre	2%	5%

▪ Antécédent de sevrage (Histogramme 28) :

	Groupe abstinent	Groupe non abstinent
Sevrages antérieurs	**60%**	**65%**
Sevrage hospitalier	35%	36%
Sevrage ambulatoire	28%	12%
Sevrage seul(e)	9%	11%
Sevrage en centre spécialisé	4%	5%

24

- Durée maximale d'abstinence antérieure à l'hospitalisation :

    Groupe abstinent 33,39 +/- 42,52 mois

    Groupe non abstinent 19,28 +/- 35,7 mois

- Age moyen de la première prise d'alcool

    Groupe abstinent 20,14 +/- 5,77 ans

    Groupe non abstinent 17,48 +/- 3,72 ans

- Age moyen de la première prise de conscience de la dépendance

    Groupe abstinent 33,82 +/- 8,97 ans

    Groupe non abstinent 34,04 +/- 9,31 ans

- Age moyen de la première consultation pour problème d'alcool

    Groupe abstinent 39,95 +/- 9,25 ans

    Groupe non abstinent 39,97 +/- 9,03 ans

- Quantité moyenne d'alcool consommée par jour

    Groupe abstinent 198,21 +/- 108,35 grammes

    Groupe non abstinent 214,09 +/- 109,86 grammes

- Proportion de patients consommant l'alcool de façon continue (Histogramme 29) :

    Groupe abstinent 47%

    Groupe non abstinent 61%

	Groupe abstinent	Groupe non abstinent
Continue	**47%**	**61%**
Paroxystique	7%	4%
Non renseigné	46%	35%

- Moment de la première prise d'alcool dans la journée (Histogramme 30) :

	Groupe abstinent	Groupe non abstinent
Matin	**55%**	**46%**
Soirée	35%	26%
Non renseigné	10%	28%

- Lieu préférentiel d'alcoolisation (Histogramme 31 et 32) :

	Groupe abstinent	Groupe non abstinent
Domicile	**53%**	**49%**
Bar	28%	25%
Lieu de travail	25%	13%
Non renseigné	3%	13%

- Modalités du sevrage et prise en charge thérapeutique
- Modalités d'admission dans le service (Histogramme 33) :

	Groupe abstinent	Groupe non abstinent
Patient lui même	**87%**	**89%**
Dont médecin du travail	9%	7%
Admission urgente	8%	6%
Autorité judiciaires	0%	2%

Non renseigné	5%	3%

- Traitement psychotrope préalable à l'admission (Histogramme 34):

	Groupe abstinent	Groupe non abstinent
Benzodiazépines	26%	36%
Antidépresseurs	17%	24%
Psychotropes autres	13%	19%
Neuroleptiques	2%	5%

- Niveau de participation aux activités (Histogrammes 35) :

	Groupe abstinent	Groupe non abstinent
Régulière	**79%**	**72%**
Irrégulière	11%	23%
Non renseigné	10%	5%

- Traitement psychotrope prescrit à la sortie (Histogrammes 36 et 37) :

    Groupe abstinent 47%

    Groupe non abstinent 60%

	Groupe abstinent	Groupe non abstinent
Psychotropes autres	**30%**	**25%**
Antidépresseurs	7%	21%
Benzodiazépines	13%	14%

Neuroleptiques	2%	6%

- Orientation à la sortie (Histogramme 38) :

	Groupe abstinent	Groupe non abstinent
Domicile	**85%**	**82%**
Centre de post-cure	4%	14%
Maison de repos	2%	2%
Foyer d'hébergement	0%	1%
Service hospitalier	0%	0,3%
Non renseigné	11%	1%

b) Complications somatiques (Histogramme 39) :

- Proportion de patients présentant une ou des complications somatiques :

Groupe abstinent 20%

Groupe non abstinent 12%

Complications invalidantes :

	Groupe abstinent	Groupe non abstinent
Cirrhose alcoolique	12%	3%
Polynévrite	3%	4%
Hypertension portale	1%	1%
Varices oesophagiennes	0%	0,3%
Décompensation oedemato ascitique	0%	0,3%

Pancréatite aiguë	0%	0,3%
Cancer ORL	0%	0,3%
Cardiomyopathie	0%	0,3%
Syndrome de Korsakoff	1%	0%

Complications modérées :

	Groupe abstinent	Groupe non abstinent
Ulcère gastroduodénale	2%	1%
Hépatite alcoolique	0%	0,3%
Oesophagite	0%	1%

c) Conduites addictives

- Conduites addictives antérieure à l'hospitalisation

▪ Antécédents de toxicomanie:

Groupe abstinent 0.09%

Groupe non abstinent 0.1%

- Conduites addictives à la date:

▪ Tabagisme (Histogramme 40) :

Groupe abstinent 78%

Groupe non abstinent 84%

▪ Autres addictions associées (Histogrammes 41):

Groupe abstinent 3%

Groupe non abstinent 8%

29

Addictions à des substances illicites :

	Groupe abstinent	Groupe non abstinent
Héroïne	3%	0,3%
Codéine	0%	3%
Antalvic	0%	0,3%
Cocaïne	0%	0,3%
Cannabis	0%	0%
Crack	0%	0%
Amphetamines	0%	0%
Ecstasy	0%	0%
LSD	0%	0%

Traitement de substitution aux opiacés :

	Groupe abstinent	Groupe non abstinent
Buprénorphine	0%	1%
Méthadone	0%	1%

C. Données professionnelles

- Proportion de patients percevant des revenus du travail (Histogrammes 42):

	Groupe abstinent	Groupe non abstinent
Revenus du travail	**63%**	**62%**

Emploi stable	58%	56%
Revenus sociaux	37%	38%

V. Résultats

A. A l'admission

- Population totale

La population étudiée est d'une classe d'âge comprise entre 35 et 51 ans (44 +/- 9 ans), majoritairement masculine (71%), originaire d'Europe (83%), vivant seule en logement indépendant et auto financé (74%), avec le plus souvent un enfant à charge (61%) et possédant une couverture sociale (91%).

Un tiers des patients présente des antécédents d'alcoolodépendances familiales, 62% ont effectués un sevrage (hospitalier, ambulatoire ou sans aide médicale) antérieure à l'hospitalisation dans le service. La durée moyenne de l'alcoolodépendance au moment de l'hospitalisation est d'environ dix ans (âge moyen de première prise de conscience de l'alcoolodépendance, 34 +/- 9 ans) et un premier contact pour prise en charge de la pathologie a eût lieu 3 ans avant l'hospitalisation (âge moyen de la première consultation pour problème d'alcool, 40 +/- 9 ans).

La majorité des patients (61%) a une consommation continue d'alcool, avec une première prise matinale (49%), au domicile (52%). La quantité quotidienne d'alcool ingérée varie entre 100 et 320 grammes.

L'admission dans le service se fait essentiellement sur demande du patient (88%) après validation de la pertinence du sevrage hospitalier par un médecin alcoologue du service. Parmi les patients de l'étude, 35% et 22% ont une prescription respectivement de

31

benzodiazépines et d'antidépresseurs préalable à l'admission. Au cours du séjour hospitalier, 72% des patients participent de façon régulière et active aux activités proposées dans le service.

En plus de leur dépendance à l'alcool, certains patients présentent d'autres addictions : 11% des patients ont des antécédents de toxicomanie, 3% sont en phase de consommation active de produits opiacés lors de l'hospitalisation et les fumeurs représentent 83% de notre population.

A l'issu du bilan médical pratiqué lors de l'admission, 13% des patients présentent au moins une complication somatique, pour 10% d'entre eux il s'agit d'une pathologie à potentiel de gravité important.

Sur le plan professionnel, 57% des patients ont un emploi stable (contrat à durée indéterminée, emploi dans la fonction publique ou entreprise assimilée à la fonction publique).

A la date de sortie, la principale orientation est le retour au domicile (83%) avec une prescription d'un traitement hypnotique (24%) ou antidépresseur (18%).

- Comparaison des deux groupes différenciés

a) Données sociodémographiques

Il n'est pas observé de différences significatives pour les paramètres suivants : l'âge, le sexe ratio, la nationalité, la situation familiale, les conditions de logement et le niveau de protection sociale.

b) Données médicales

- Dépendance à l'alcool

  - Histoire de l'alcoolisation

L'histoire de l'alcoolisation ne diffère pas significativement entre les deux groupes pour les items suivants: les antécédents familiaux d'alcoolisme, les antécédents de sevrages antérieurs à l'hospitalisation dans le service, l'âge de la première prise de conscience de la dépendance à l'alcool, l'âge de la première consultation en milieu spécialisé, le volume quotidien d'alcool ingéré, le rythme de consommation, le moment de la première prise d'alcool dans la journée.

Par contre :

▪ l'âge de la première prise d'alcool est significativement plus élevé pour les patients appartenant au groupe abstinent à 12 mois (20 +/- 6 ans __ 17 +/- 4 ans ; p=0,0006) ;

▪ la durée maximale d'abstinence antérieure à l'hospitalisation dans l'unité d'alcoologie est également significativement plus importante pour les patients appartenant au groupe abstinent (33 +/- 43 mois __ 19 +/- 36 mois ; p=0,01).

▪ De même, la consommation d'alcool sur le lieu de travail est significativement plus élevée en fréquence pour les patients appartenant au groupe abstinent (25% __ 14% ; p=0,02).

❑ La modalité du sevrage et de la prise en charge thérapeutique

Il n'est pas objectivé de différences significatives pour les paramètres suivants: les circonstances d'admission dans le service, le traitement médicamenteux préalable à l'admission et l'orientation des patients à la sortie.

Par contre :

▪ Un niveau de participation régulier et actif aux activités du service est significativement plus fréquemment observé dans le groupe de patients abstinents au douzième mois (23%__ 11% ; p=0,02).

▪ La prescription d'un traitement psychotrope est plus fréquemment observé chez les patients non abstinents à 12 mois (60%__47% ; p=0,03). En particulier, ces patients ont une fréquence de prescription d'antidépresseur plus élevée (7% __ 14% ; p=0,002).

- Complications somatiques

Des complications somatiques dépistées lors du bilan initial d'admission sont significativement plus observées dans le groupe de patients abstinents à 12 mois (20% __ 12% ; p=0,04).

- Les conduites addictives

Il n'est pas observé de différences significatives entre les deux groupes pour les antécédents de toxicomanie aux substances illicites, la consommation active de tabac ou de drogues illicites et la prise d'un traitement de substitution aux opiacés au moment de l'hospitalisation.

c) Données professionnelles

La proportion de patients bénéficiant d'un emploi stable ne diffère pas significativement entre les deux groupes.

B. 12 mois après le sevrage hospitalier

- population totale

Douze mois après l'hospitalisation, 21% des patients suivis sont toujours abstinents, 70% ont repris une consommation d'alcool pathologique et 9% sont perdus de vue. Parmi les 296 patients non abstinents, 43% ont effectué un autre sevrage dans l'année (38% en milieu hospitalier, 2% en ambulatoire, 2% en centre spécialisé et 2% sans aide médicale).

A douze mois, 68% des patients vivent seuls et il n'est pas observé de différences significatives entre la situation familiale à l'admission et la situation familiale 12 mois plus tard .

Situation familiale de la population totale à 12 mois

	T12	T0
Vie maritale	30%	33%
Seul(e)	68%	66%
Non renseigné	2%	1%

Au douzième mois 74% des patients ont un logement indépendant et autofinancé et il n'est pas observé de différence significative entre les conditions de logement à l'admission et 12 mois après.

Situation du logement de la population totale à 12 mois

	T0	T12
Logement indépendant auto financé	74%	74%
Autre	19%	19%
Non renseigné	7%	7%

Douze mois après l'admission, 19% des patients présentent une ou plusieurs complications somatique liées à leur consommation d'alcool. Ainsi, la proportion de patients présentant une complication somatique est significativement plus élevée au douzième mois (19% __ 13%; p=0,04).

Au douzième mois, la ventilation des revenus financiers est la suivante : revenus du travail, 53% ; revenus sociaux, 38% (Histogrammes 42 et 43). Il n'est pas observé de différence significative pour la population totale entre la situation professionnelle à l'admission, et la situation professionnelle à 12 mois.

Population totale à 12 mois, devenir professionnel

Maintien dans l'emploi	48%
Persistance chômage	35%
Obtention d'un emploi	5%
Perte de l'emploi	3%
Non renseigné	9%

Population totale, modalité de maintien dans l'emploi à 12 mois

Mutation	1%
Changement de poste	1%
Aménagement du poste	0,3%

- Comparaison des deux groupes différenciés

A douze mois, une proportion plus importante de patients du groupe abstinent vit maritalement (40% __ 28% ; p=0,03).

Les conditions de logement ne diffèrent pas significativement entre les deux groupes.

Il n'est également pas observé de différence significative entre les deux groupes pour la présence de complications somatiques (Histogrammes 44 et 45).

	Groupe abstinent	Groupe non abstinent	p
Vie maritale	40%	28%	0,03
Logement indépendant et auto financé	85%	78%	ns
Présence de complications somatiques	21%	19%	ns

La ventilation des revenus financiers diffèrent significativement entre les deux groupes : les revenus du travail sont plus fréquemment perçus dans le groupe abstinent (64%__49% ; p=0,02). Par ailleurs, l'obtention d'un nouvel emploi pour les patients en situation de chômage à l'admission (36%) est significativement plus élevée dans le groupe de patients abstinents (9% __ 3% ; p=0,02), et la perte de l'emploi est significativement moins fréquente dans ce même groupe de patients (100% __ 92% ; p= 0,04), (Histogramme 46).

	Groupe abstinent	Groupe non abstinent	p
Revenus du travail	64%	49%	0,02
NR (revenus du travail)	7%	9%	
Obtention d'un nouvel emploi	30%	9%	0,02
Maintient dans l'emploi	100%	92%	0,04

VI. Discussion

Les deux groupes de patients au devenir différent à 12 mois en terme de réponse au sevrage, ne présentent pas de différences significatives à la date d'admission dans l'unité d'alcoologie pour les variables socio-démographiques (âge, sexe ratio, nationalité, situation familiale, conditions de logement et niveau de protection sociale) et professionnelles. L'histoire de l'alcool est très comparable pour de nombreux facteurs : antécédents familiaux d'alcoolisme, antécédent de sevrage antérieur à l'hospitalisation, âge de la première prise de conscience de la dépendance à l'alcool, âge de la première consultation en milieu spécialisé, volume quotidien d'alcool consommé, rythme de consommation, moment de la première prise d'alcool dans la journée. Un âge de la première prise d'alcool tardive et une durée d'abstinence antérieure à l'hospitalisation plus longue sont observées significativement plus fréquemment, à la lecture des tests, dans le groupe de patients abstinents à 12 mois. Un âge d'une première prise d'alcool précoce a été mis en évidence dans comme facteur prédictif de consommation excessive d'alcool. Une durée antérieure d'abstinence plus longue dans le groupe abstinent à 12 mois résulte du caractère chronique et de l'évolution non linéaire de la dépendance à l'alcool. La guérison n'est obtenue le plus souvent qu'après un long parcours au cours duquel le malade alterne entre des périodes d'abstinences et de rechutes avant de tendre durablement vers une abstinence ou une consommation non nocive d'alcool selon les critères de l'OMS.

« L'alcoolisation sur le lieu de travail » a une signification certaine (volonté consciente ou non d'extérioriser sa consommation sur le lieu de travail), elle n'est pas un facteur de pronostic négatif en terme de réponse au sevrage, au-delà du risque gravissime et à très court terme lié à la perte possible de l'emploi. L'arrêt de la dissimulation de la consommation excessive d'alcool peut traduire l'arrêt du déni antérieur, et l'acceptation voir la demande forte et imposée aux autres (encadrants, service de santé au travail de l'entreprise) de se faire guider et/ou proposer une prise en charge thérapeutique. Cette prise en charge en unité d'alcoologie, présentée et ressentie assez fréquemment comme une dernière chance pour le patient en terme de travail et donc d'insertion sociale et familiale a souvent un effet positif, ainsi la ventilation des deux groupes à un an objective une réponse plus fréquemment positive au sevrage pour les patients déclarant consommer de l'alcool sur leur lieu de travail.

Les modalités de prise en charge thérapeutique du sevrage proposées au patients se réfèrent à des procédures validées mais adaptées au profil médical et psychologique de chaque patient.

De ce fait, chaque patient hospitalisé dans l'unité d'alcoologie, bénéficie de plusieurs suivis :

Un suivi basé sur la réponse aux mesures thérapeutiques du sevrage, et en particulier le rythme de décroissance des benzodiazépines introduites systématiquement à la phase initiale pour prévenir le risque convulsif et la survenue de manifestations du syndrome de sevrage.

Un suivi personnalisé par le médecin alcoologue référent lors d'entretiens qualitatifs sur la thématique de l'alcool, du sevrage et sur la projection dans la vie sociale, familiale et professionnelle afin de préparer le patient pour à la sortie.

Un suivi médical orienté sur le dépistage de complications somatiques liées à l'intoxication alcoolique, mais également sur la prise en charge des autres facteurs de risques (tabagisme par exemple) et sur le traitement des pathologies dépistées.

Ce suivi médical durant l'hospitalisation accepté par la totalité des patients est instauré après information (réunion d'entrée) et est poursuivi régulièrement lors d'entretiens individuels.

Par contre la participation aux activités du service est fortement conseillée et explicitée lors des réunions d'admission dans l'unité d'alcoologie, mais reste entièrement libre et la non participation à une au moins des activités n'entraîne pas de rupture du contrat thérapeutique.

La lecture des dossiers ne permet pas de préciser la fréquence de participation à chaque type d'activité proposée mais permet de distinguer une fréquence de participation régulière ou.

La lecture des dossiers ne permet pas de préciser pour chacun des patients la fréquence de participation aux différentes activités proposées mais, permet d'évaluer le niveau de participation aux activités. La comparaison des deux groupes objective une participation régulière significativement plus élevée dans le groupe de patients toujours abstinents ou ayant une consommation d'alcool modérée douze mois après le sevrage dans l'unité d'alcoologie.

L'intensité de la différence objectivée par le niveau de significativité des tests, ainsi que la distribution à l'admission non significativement différente entre les deux groupes au niveau des composantes démographiques, socioprofessionnelles, médicales plaident très fortement en faveur d'un impact majeur du niveau de participation aux activités et de l'implication des patients pour les activités proposées dans l'évolution de la maladie et la durabilité d'une réponse favorable au sevrage.

Ces activités thérapeutiques (pierre angulaire de la prise en charge thérapeutique des patients en phase de sevrage dans notre unité), permettent en effet pour les patients le désirant, un investissement dans des activités plurielles, diverses nécessitant l'usage des sens (olfactifs, gustatifs), des fonctions supérieures et leur offrent une possibilité de réappropriation de leur image corporelle. La compétence et donc la formation des encadrants des différents ateliers sont de fait fondamentales pour définir les objectifs à atteindre pour chacun des patients, en fonction de leur profil et de leur histoire personnelle ; la qualité de l'organisation des activités et du suivi évolutif des patients est en effet une clé de la participation aux activités et donc de l'efficacité de la prise en charge thérapeutique. Ces ateliers contribuent également fortement à préparer la sortie des patients et leur retour à la vie sociale. L'objectif est de créer une dynamique menée par le patient qui le conduise vers l'abstinence. Ces activités au-delà des informations obtenues peuvent permettre aux patients et le permettent très souvent, de reprendre confiance en eux et redécouvrir l'envie et le plaisir de participer à des activités intellectuelles et culturelles. Certaines activités (planifiées en soirée) sont ouvertes aux anciens patients hospitalisés dans l'unité : leur participation est un message très fort à destination des patients au cours d'hospitalisation, pour démontrer l'utilité de ces activités et les préparer à se confronter aux difficultés rencontrées à la sortie.

Ce résultat met également en évidence l'apport de l'hospitalisation en unité spécifique d'alcoologie par rapport à un service de médecine classique.

Une fréquence de prescription de traitement psychotrope, dont d'antidépresseurs plus élevée dans le groupe de patients non abstinents confirme l'influence négative d'une co-morbidité psychiatrique (notifiée dans d'autres études, Driessen 2001 ; Tomasson 1998) pour le maintien d'une abstinence de longue durée.

Le bilan clinique et paraclinique systématique lors de la première admission, au-delà de son utilité thérapeutique, est aussi un élément de sensibilisation fort à la prise de conscience de la dangerosité d'une consommation d'alcool excessive et durable.

La population totale évolue peu et du moins de façon non significative un an après le sevrage sur le plan social, démographique et professionnel. La reprise d'une consommation d'alcool pour 70% des patients douze mois après le sevrage constitue une des explications pour l'augmentation de la fréquence des complications somatiques dans notre population totale à un an.

Le maintien de l'abstinence à 12 mois influence de façon positive certains paramètres de la vie communautaire :

Les situations familiales et professionnelles à 12 mois diffèrent uniquement pour le groupe de patients abstinents :

- Le maintien de l'abstinence a un impact positif la situation familiale en diminuant la fréquence des situations d'isolement subis par 66% des patients à l'admission.

41

La situation professionnelle à 12 mois diffère très significativement entre les deux groupes et le sevrage seul ne peut suffire à donner une impulsion sur le devenir professionnel puisque les chiffres d'insertion professionnelle entre l'admission et à douze mois sont comparables pour la population totale. La situation professionnelle est nettement améliorée pour les patients abstinents à 12 mois sur l'indicateur « situation de travail » (64% de patients sont en situation de travail à 12 mois dans le groupe abstinent contre 49% dans le groupe non abstinent), sur les indicateurs d'obtention (30%_9%) et de maintien dans l'emploi (100%_92%). Ces résultats reflètent une dynamique d'insertion professionnelle dans le groupe de patients abstinents à 12 mois, cette dynamique d'insertion professionnelle (obtention d'un nouvel emploi, conservation de l'emploi) est un argument en faveur d'un impact réel perceptible et objectivable (par des données chiffrées et des tests statistiques) de l'abstinence et démontre que la réponse positive au sevrage influe significativement sur le devenir professionnel.

Les études publiés et comparables sont peu nombreuses, parmi celles-ci :
L'étude prospective de Shaw étudie une population de 160 patients hospitalisés dans une unité d'alcoologie de Londres. Elle décrit une population sensiblement similaire à la nôtre sur le plan sociodémographique mais moins insérée (33% contre 57%). Le taux de rechute à un an est identique au nôtre. Elle n' observe pas d'amélioration significative sur l'ensemble de sa population et pour ses différents groupes (rechute, consommation contrôlée, abstinence totale) à un an concernant les paramètres professionnels mais objective un bénéfice du maintien de l'abstinence (ou du consommation non nocive) sur les variables sociales.
La conférence de consensus du 17 mai 1999 relative à la prise en charge du patient alcoolo dépendant rapporte que la participation des mouvements d'entre aide de patients dès le sevrage améliore de manière significative le pronostic à long terme, elle indique d'autre part que l'intérêt des techniques de relaxation et de réappropriation corporelle n'est pas été évalué.

Par ailleurs, Masudomi (2004) dans une étude prospective de mortalité sur 5 ans (469 patients alcoolodépendants) met en évidence le rôle positif des mouvements spontanés ou associatifs d'entre aide de patients dans le pronostic médical (morbidité, mortalité).

Pour plusieurs auteurs une co-morbidité psychiatrique est un facteur de mauvais pronostic pour l'efficacité du sevrage (Driessen, 2001, Tomasson 1998).

Booth (1992) sur une étude prospective de 255 patients n'objective pas d'influence des variables psychosociales, démographiques et médicales (antécédents psychiatriques et de polytoxicomanie) sur le délais de réadmission après une hospitalisation pour sevrage.

Yates (1993) sur une étude prospective (299 hommes) a étudié les facteurs différentiels entre un groupe de patient à haut risque de rechute et un groupe à faible risque : les patients à haut risque de rechute sont plus âgés, ont plus fréquemment des problèmes sociaux, des pathologies médicales associées et présentent plus fréquemment des problèmes mentaux.

Ponzer (2002) dans une étude prospective de 4 ans (52 hommes) notifie comme facteurs de risques de réadmission une consommation importante d'alcool, un antécédent de soin somatique pour des problèmes liés à l'alcool, un taux élevé de gamma GT à l'admission (non pris en compte dans notre étude). Il ne met pas en évidence de différences entre le groupe de patients réadmis et celui de patients non réadmis au niveau de l'âge de la première ivresse, les antécédents de toxicomanie, les antécédents somatiques ou psychiatriques.

Russel (2002) sur une étude prospective de 3 ans (2595 patients) ayant pour finalité l'analyse des facteurs de différenciation entre hommes et femme au cours du sevrage identifie comme facteurs de risques de réadmission pour cause de rechute : le niveau de consommation d'alcool, l'âge supérieur à 37 ans, le chômage, le célibat et une instabilité résidentielle. Les facteurs de risque identifiés concernent les patients réadmis en structure de soin après rechute et non la totalité des patients ayant rechuté.

Nous n'avons pas trouvé de données publiées relatives à certains paramètres en rapport avec l'histoire de l'alcoolisation :l durée maximale d'abstinence avant l'hospitalisation, présence de complications somatiques plus importante dans le groupe de patients abstinents.

Enfin, l'évolution familiale, sociale et professionnelle à distance du sevrage n'ont pas fait l'objet d'études publiées à notre connaissance.

VII. Conclusion

Un bilan descriptif médical et socioprofessionnel a ainsi été établit pour les 425 patients de l'étude à leur admission et un an plus tard. De même, l'histoire de l'alcoolisation a pu être décrite précisément.

Le bilan à un an, entre les deux groupes de patients différenciés par leur réponse au sevrage a permis l'observation de facteurs significativement plus fréquents dans le groupe durablement abstinent à un an. Peu de facteurs s'inscrivent dans l'histoire personnelle des patients et le principal en terme de force statistique est d'ordre thérapeutique. Ce lien statistique très fort entre le niveau de participation aux activités du service et une réponse favorable au sevrage thérapeutique à un an, devrait inciter à la poursuite et l'intensification des activités thérapeutiques mises à disposition dans les unités spécialisées d'alcoologie. Le devenir après le sevrage dépend, en premier lieu et avant même les paramètres individuels, de la qualité de la prise en charge thérapeutique, en particulier du programme des activités proposées et de l'implication des patients.

Une réduction significative de l'isolement familial, isolement subit par une très grande majorité de nos patients à l'admission et une dynamique notable d'insertion professionnelle (perte d'emploi moins fréquente et fréquence d'obtention d'un emploi plus élevée) ont été objectivées pour le groupe de patients abstinents, ces résultats plaident en faveur de l'effet positif et sélectif d'un sevrage réussit sur les composantes socioprofessionnelles.

Les études actuelles ou futures sur ces thématiques confirmeront très probablement la contribution notable des activités institutionnelles dans la réussite du sevrage et apporteront des données supplémentaires aux équipes médicales et soignantes des unités d'alcoologie.

Bibliographie :

- ANAES. Conférence de consensus. Objectifs, indications et modalités du sevrage du patient alcoolodépendant. 17 mars 1999. Maison de la Chimie-Paris. Texte de recommandation.

- Booth BM et al. Patients factors predicting early alcohol-related redamissions for alcoholics: role of alcoholism severity and psychiatric co-morbidity. J Stud Alcohol. 1991;52(1):37-43.

- Booth BM et al. Social support and outcome of alcoholism treatment: An exploratory analysis. Am J Drug Alcohol Abuse. 1992;18(1):87-101.

- Driessen M et al. The course of anxiety, depression and drinking behaviours after completed detoxification in alcoholics with and without comorbid anxiety and depressive disorders. Alcohol Acohol. 2001;36(3):249-55.

- Inserm. Expertise collective. Alcool dommages sociaux abus et dependence. Les éditions Inserm, 2003.

- Masudomi I et al. Self-help groups reduce mortality risk : a 5-year follow-up study of alcoholics in the Tokyo metropolitan area. Psychiatry Clin Neurosci. 2004; 58(5):551-7.

- Ponzer S, Johansson S, Bergman B. A four-year follow-up study of male alcoholics: factors affecting the risk of readmission. Alcohol. 2002;27:83-88.

- Russel C et al. Gender differences in detoxification :predictors of completion and re-admission. (journal of substance abuse treatment). 2002;23:399-407.

- Shaw GK, Waller S, Latham CJ et al. The detoxification experience of alcoholic in-patients and predictors of outcome. Alcohol Alcohol. 1998;33(3):291-303.

- Tomasson K, Vaglum P. The role of psychiatric comorbidity in the prediction of readmission for detoxification. Compr Psychiatry. 1998;39(3):129-36.

- Yates WR et al. Descriptive and predictive validity of a hight-risk alcoholism relapse model. J Stud Alcohol. 1993;54(6):645-51.

TABLEAUX

Histogramme 1 : Effectif de la population

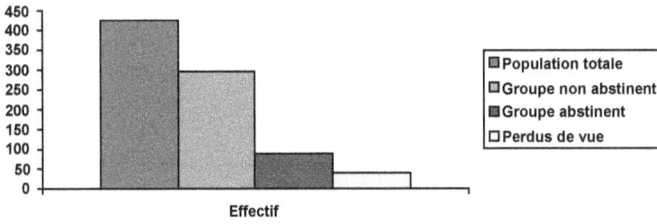

Histogramme 2 : **sexe ratio**

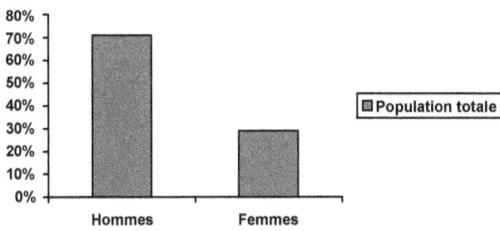

Histogramme 3 : **origine ethnique des patients**

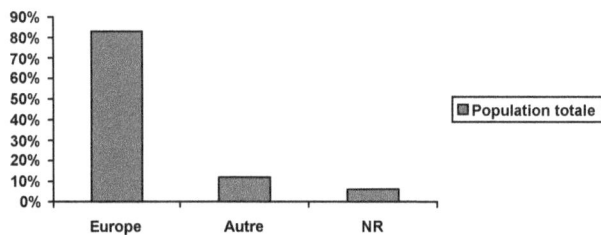

Histogramme 4 : **situation familiale**

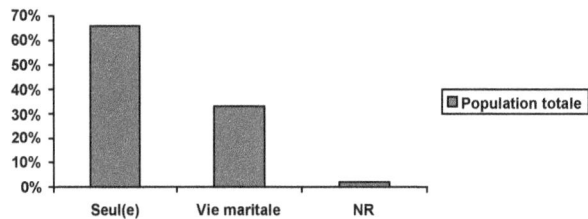

Histogramme 4 bis : **situation parentale**

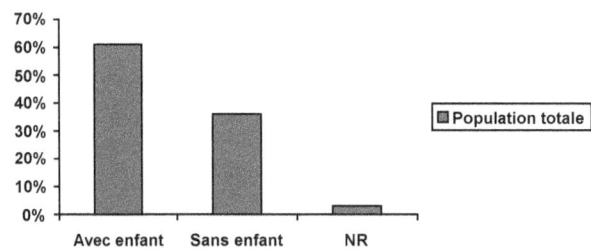

48

Histogramme 5 : conditions de logement pour la population totale

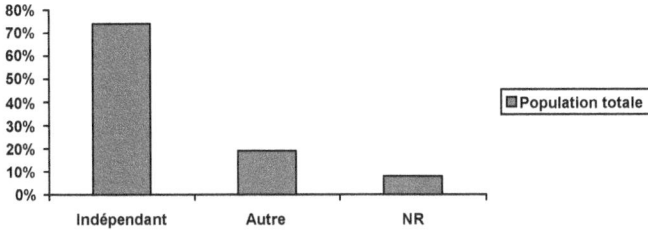

Histogramme 6 : **niveau de protection sociale**

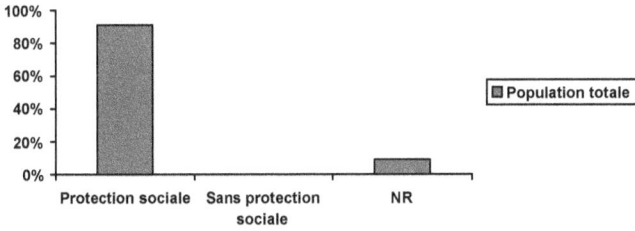

Histogramme 7 : **antécédents d'alcoolisme familial**

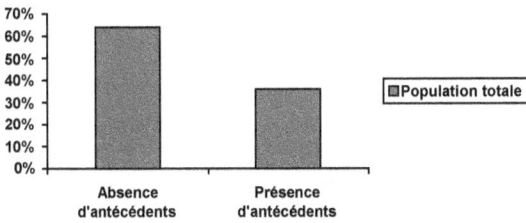

Histogramme 8 : **antécédents de sevrage**

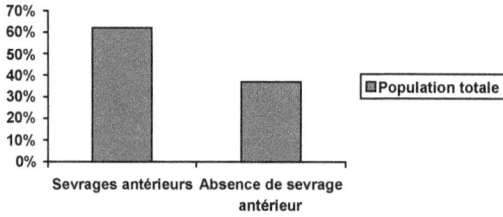

Histogramme 9 : **rythme de consommation**

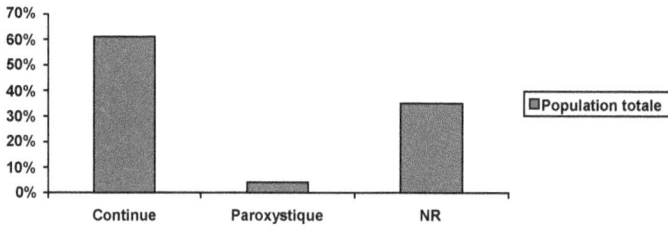

Histogramme 10 : **Moment de la première prise d'alcool**

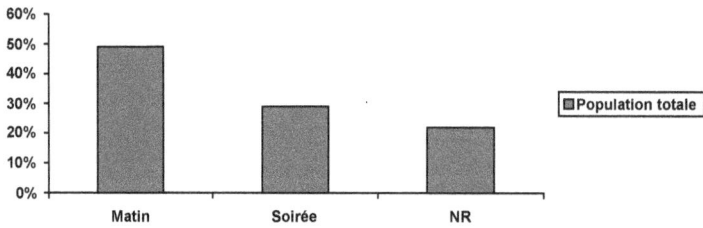

Histogramme 11 : **lieu préférentiel d'alcoolisation**

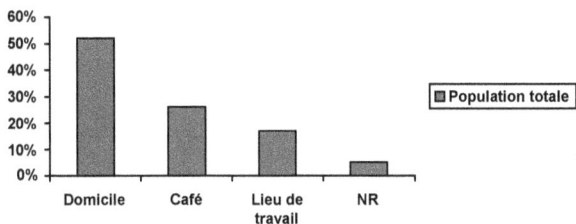

Histogramme 12 : **modalités d'admission dans le service**

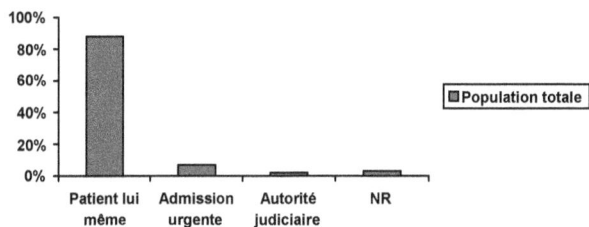

Histogramme 13 : **traitement psychotrope à l'entrée**

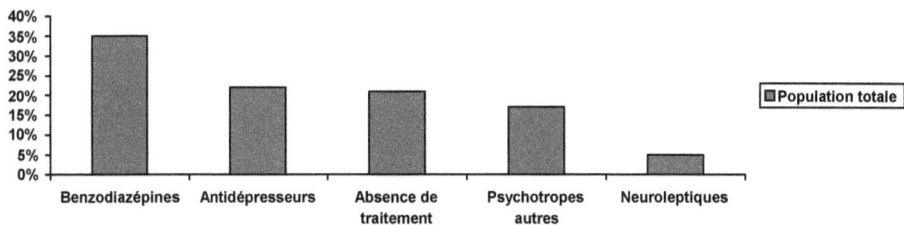

Histogramme 14 : niveau de participation aux activités pour la population totale

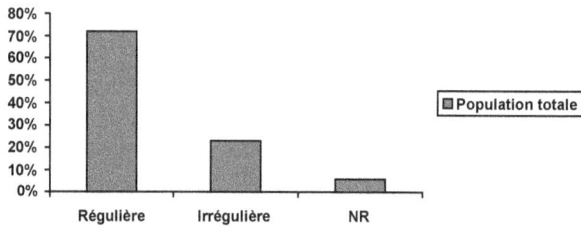

Histogramme 15 : traitement psychotrope prescrit à la sortie pour la population totale

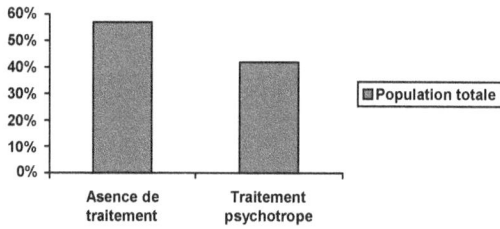

Histogramme 16 : **orientation des patients à la sortie**

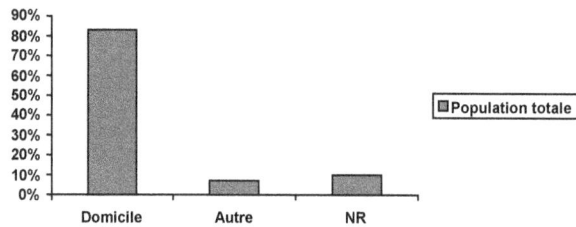

Histogramme 17 : **complications somatiques**

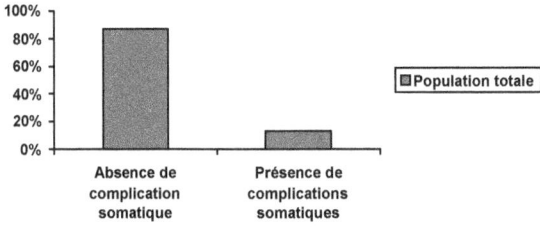

Histogramme 18 : **conduites addictives antérieures à l'hospitalisation**

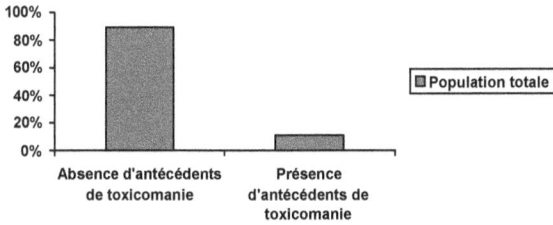

Histogramme 19 : **tabagisme**

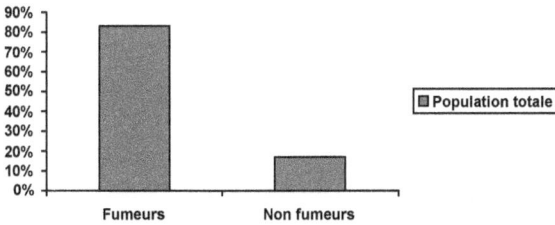

Histogramme 20 : consommation de drogues illicites ou prise de traitement de substitution aux opiacés

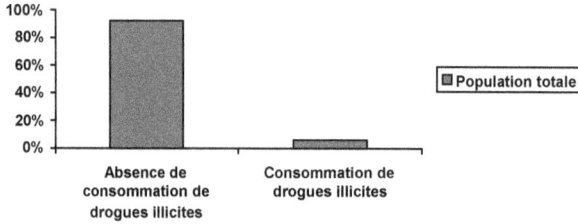

Histogramme 21 : situation professionnelle

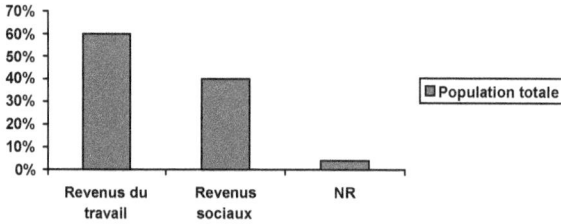

Histogramme 22 : sexe ratio

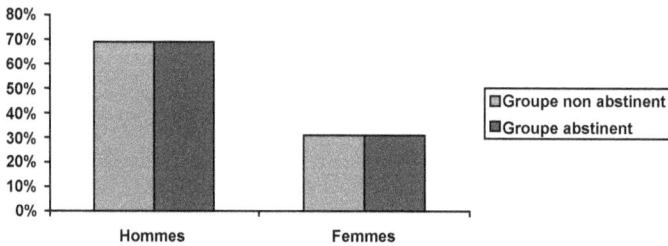

Histogramme 23 : **origine ethnique**

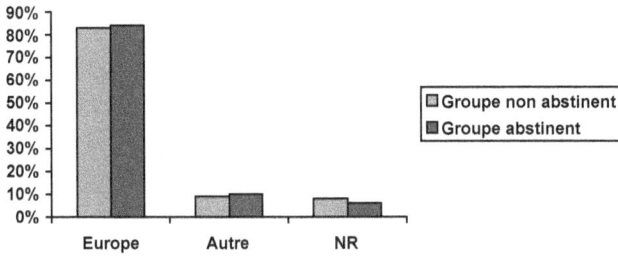

Histogramme 24 :**situation familiale**

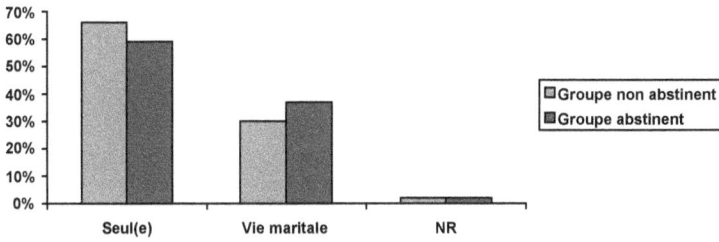

Histogramme 24 bis : **situation familiale**

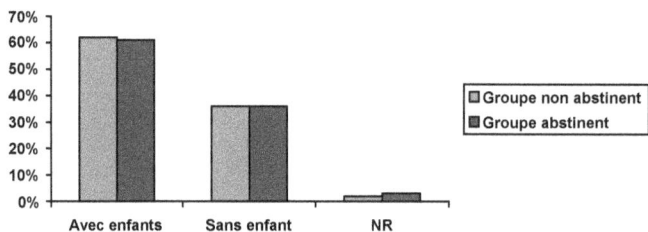

Histogramme 25 : **conditions de logement**

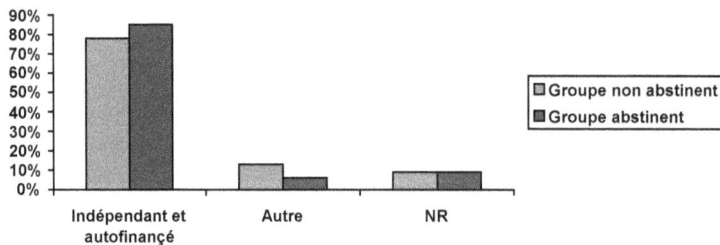

Histogramme 26 : **niveau de protection sociale**

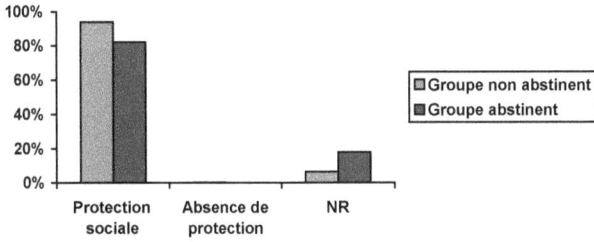

Histogramme 27 :**antécédents d'alcoolisme familial**

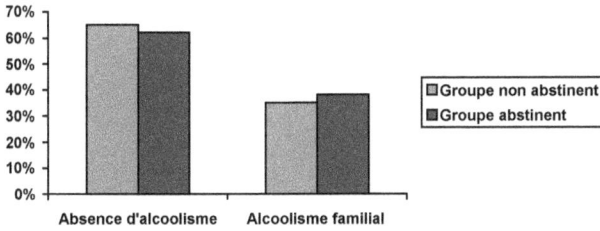

Histogramme 28 : antécédents de sevrage

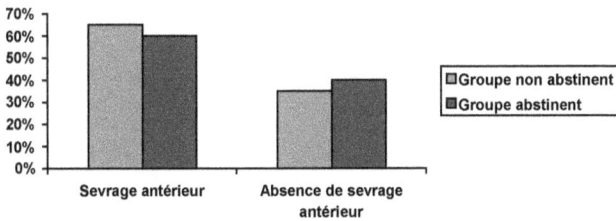

Tableau 29 : **rythme de la consommation d'alcool**

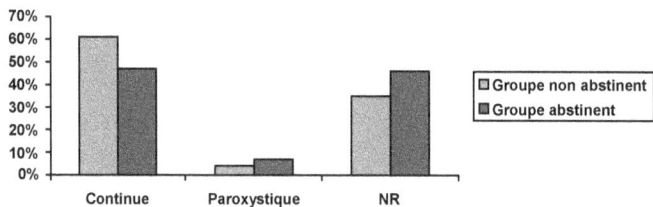

Histogramme 30 : **moment de la prise d'alcool**

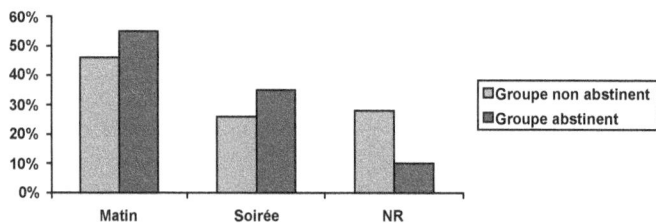

Histogramme 31 : **lieux préférentiels d'alcoolisation**

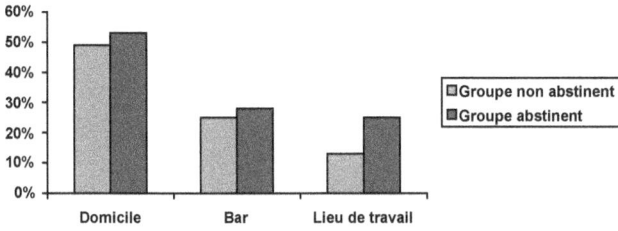

Histogramme 32 : **proportion de patients déclarant consommer de l'alcool sur leur lieu de travail**

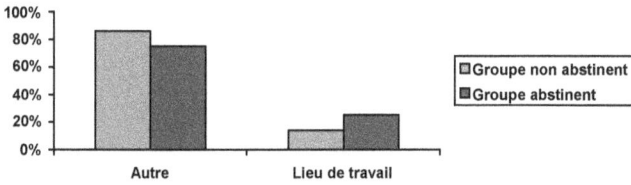

Histogramme 33 : **mode d'admission dans le service**

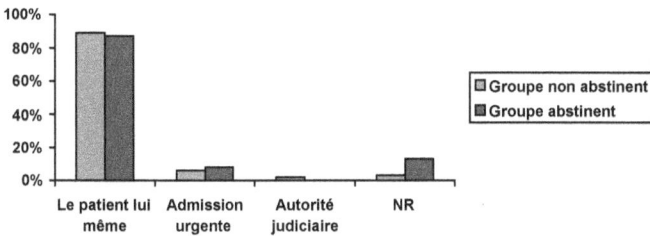

Histogramme 34 : traitement psychotrope à l'entrée

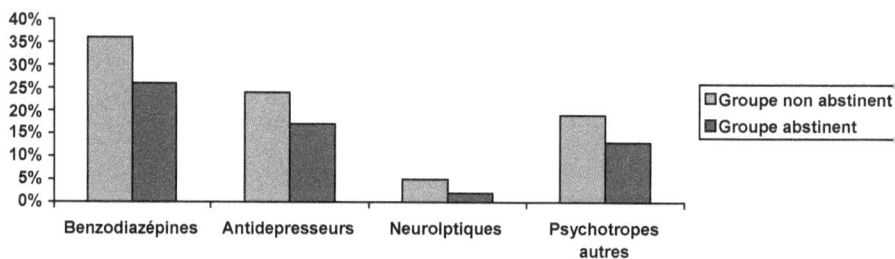

Histogramme 35 : **niveau de participation aux activités**

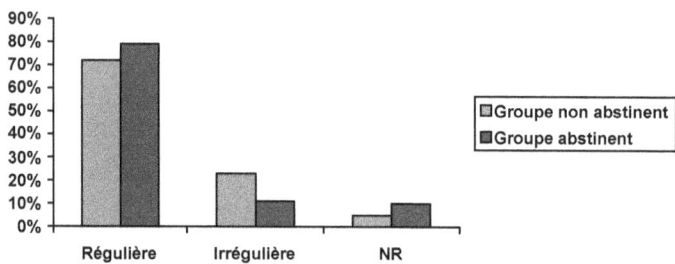

Histogramme 36 : **traitement psychotrope prescrit à la sortie (1)**

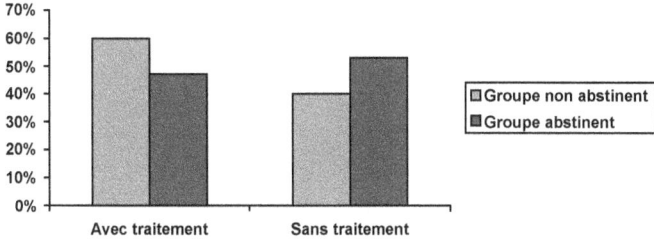

Histogramme 37 : **traitement psychotrope prescrit à la sortie (2)**

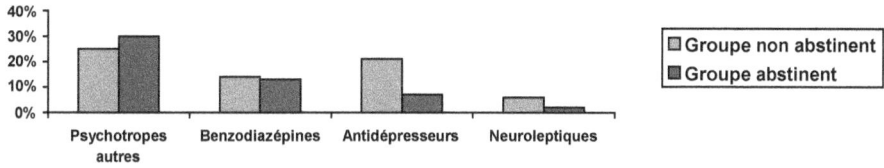

Histogramme 38 : **orientation des patients à la sortie**

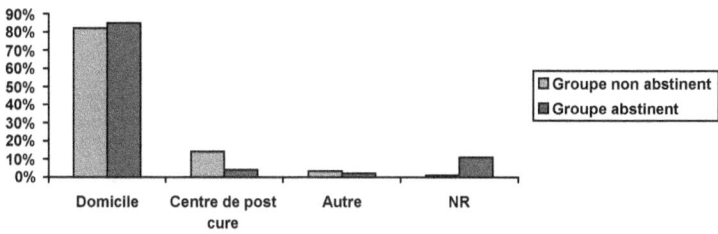

Histogramme 39 : **complications somatiques**

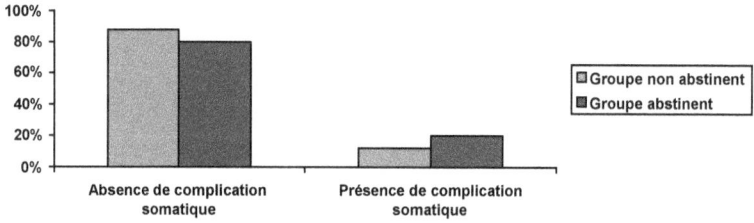

Histogramme 40 : **tabagisme**

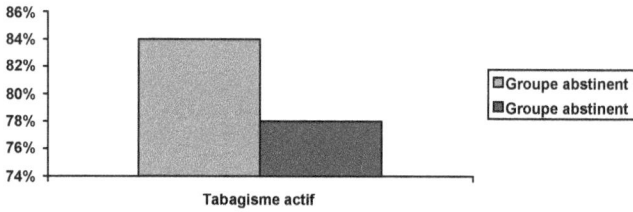

Histogramme 41 : **drogues illicites ou traitement de substitution**

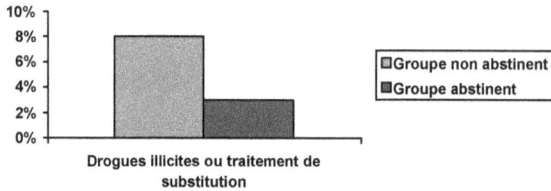

Histogramme 42 : **revenus du travail**

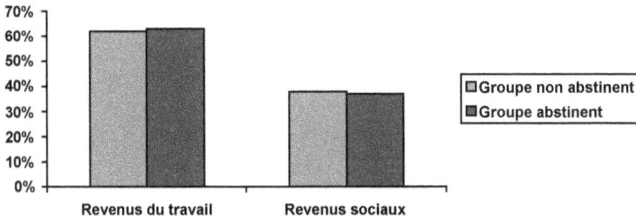

Legend:
- Groupe non abstinent
- Groupe abstinent

X-axis: Revenus du travail, Revenus sociaux
Y-axis: 0% to 70%

Histogramme 43 : **Devenir professionnel à 12 mois**

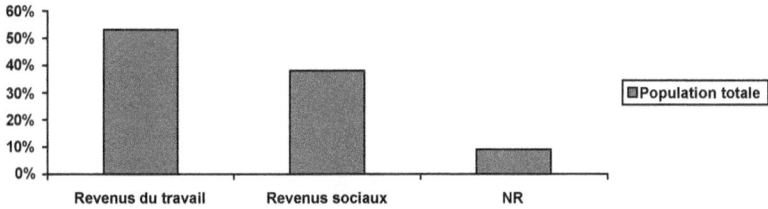

Legend:
- Population totale

X-axis: Revenus du travail, Revenus sociaux, NR
Y-axis: 0% to 60%

63

Histogramme 44 : **évolution de la situation familiale sur 12 mois**

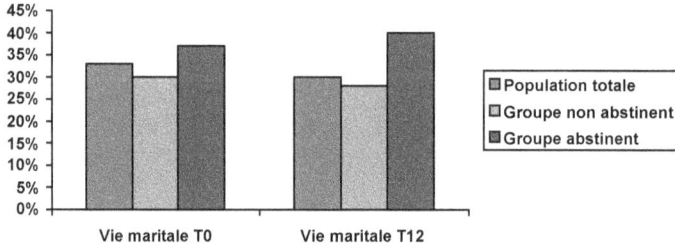

Histogramme 45 : **évolution de la fréquence des complications somatiques sur 12 mois**

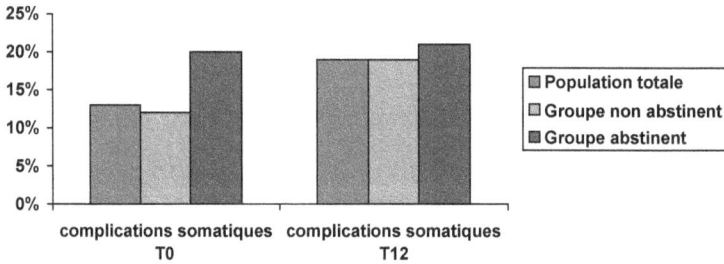

Histogramme 46 : Evolution de la situation professionnelle (1)

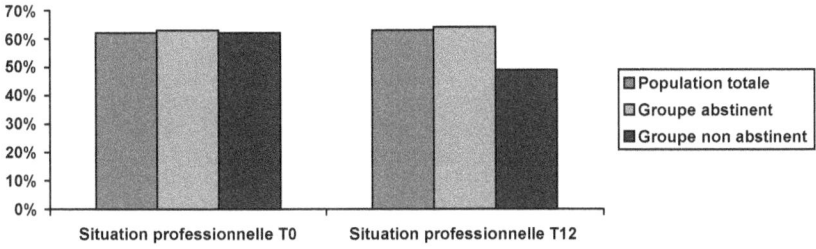

Histogramme 47 : **Evolution de la situation professionnelle(2)**

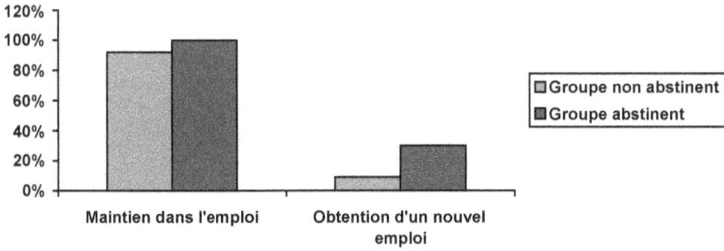

RESUME en français

425 patients hospitalisés dans une unité hospitalière d'alcoologie entre 1997 et 1999 ont été suivis pendant un an. Leur profil socioprofessionnel et médical a été établi au moment de l'admission et un an plus tard.

Un an après l'admission, 21% d'entre eux ont maintenu leur abstinence, 70% ont repris une consommation pathologique d'alcool. La situation socioprofessionnelle de l'ensemble de la population n'a pas évolué, par contre la fréquence des complications somatiques a significativement augmenté. Les facteurs principaux associés à l'abstinence sont les suivants : une longue période d'abstinence antérieure à l'hospitalisation dans l'unité d'alcoologie, une consommation d'alcool sur le lieu de travail, une participation régulière aux activités proposées dans le service. Enfin, le groupe de patients abstinents à un an a bénéficié d'une évolution favorable sur le plan socioprofessionnel.

Titre en anglais

RESUME en anglais

DISCIPLINE-SPECIALITE DOCTORALE : Médecine du Travail

MOTS CLES

Alcool, alcoolodépendance, dépendance, unité d'alcoologie, abstinence, devenir socioprofessionnel, rechute.

INTITULE ET ADRESSE DE L'UFR OU DU LABORATOIRE

UFR BROUSSAIS-HOTEL DIEU, 15 rue de l'école de médecine, 75006 Paris

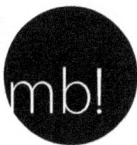

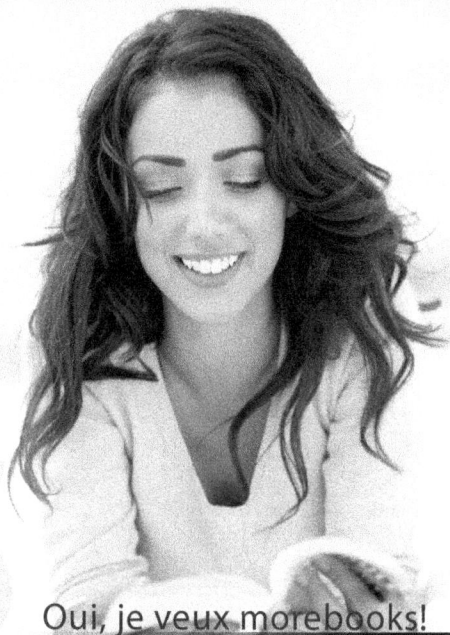

www.ingramcontent.com/pod-product-compliance
Lightning Source LLC
Chambersburg PA
CBHW021606210326
41599CB00010B/634